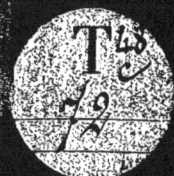

COMPTE-RENDU

DU

CONGRÈS INTERNATIONAL D'HYGIÈNE

TENU A MADRID

DU 10 AU 17 AVRIL 1898

Communication faite sur les Petits Logements

PAR

G. BAUDRAN

BEAUVAIS
IMPRIMERIE CENTRALE ADMINISTRATIVE
15 — PLACE ERNEST-GÉRARD — 15
—
1898

CONGRES INTERNATIONAL D'HYGIÈNE

TENU A MADRID

DU 10 AU 17 AVRIL 1898

Le Congrès international d'Hygiène de Madrid avait réuni plus de 2.000 personnes animées du vif désir de rendre service à l'humanité. Toutes les nations, tous les Etats avaient leurs représentants et chacun était à l'aise et se sentait pénétré de sa qualité d'invité qui lui ouvrait toutes les portes.

C'était un spectacle vraiment grandiose que de voir ce grand tournoi pacifique et humanitaire au moment où de toutes parts arrivaient des bruits de guerre qui rendaient incertain le lendemain.

En termes chaleureux et patriotiques, le docteur Julian Calleja, président technique du Congrès, a ouvert la séance et souhaité la bienvenue aux savants étrangers qui s'étaient rendus à Madrid et dont l'effectif était considérable. On pouvait compter environ 400 congressistes officiellement délégués. Le nombre des communications ou mémoires était de 233 devant être lus ou présentés. C'est un chiffre bien respectable qui prouve que l'hygiène est une science de prévision et de prudence. De même que la science morale procure la pureté de l'âme, de même l'hygiène assure la conservation de la santé du corps. Elle agit comme une tendre mère, toujours alerte et, en surveillant l'innocente créature, écarte de son chemin tout obstacle dangereux et lui évite toute contrariété.

Les thèmes annoncés au programme provisoire contenaient les problèmes de la plus grande actualité en fait d'hygiène et de démographie. Ils avaient été répartis pour l'hygiène seule en dix sections et, pour la démographie, cette comptabilité nécessaire et féconde en enseignement, en trois autres sections.

Le sujet que nous avions présenté et qui rentrait dans la quatrième section d'hygiène urbaine et rurale ayant pour titre : *De l'amélioration des petits logements à la campagne,* nous a classé immédiatement au milieu des ingénieurs sanitaires de l'Angleterre, de la Belgique, de l'Allemagne, de la France, etc., et nous avons passé notre temps exclusivement occupé à entendre et à discuter les communications qui s'y sont faites. Aussi, est-ce de cette section que nous pouvons donner un compte-rendu détaillé et fidèle. Entre temps nous signalerons ce qui nous a le plus frappé et les applaudissements mérités qui ont accompagné les communications intéressantes de certains de nos compatriotes.

Une juste fierté nationale nous envahit en pensant que dans tous les groupes une place d'honneur était réservée à la France, et souvent même la présidence de la section. La quatrième, entr'autres, avait pour chef M. Bechman, Ingénieur en chef des Ponts et Chaussées, délégué de la ville de Paris. Il était assisté de deux médecins et architectes espagnols faisant fonctions de secrétaires et de vice-présidents.

La première question posée est la suivante :

Abattoirs publics : construction, règlements et service général, examens microscopiques des viandes et application de la tuberculine comme moyen de diagnostic de la tuberculose chez les animaux.

Le docteur Roman a résumé sa communication en des termes qui ne nous apprennent rien en tant que salubrité à l'abattoir C'est la propreté bien comprise et bien appliquée.

Mais sur le diagnostic, ce savant considère que le microscope seul permet de reconnaître une viande saine de tout autre. Lorsque l'animal est vivant la tuberculine exclusivement peut donner d'excellents résultats.

C'est alors que le docteur Nocard, membre de l'Académie de médecine, est venu dire ce qui se passait entre l'acheteur et le vendeur dans le département de la Seine. Lorsqu'un animal est livré au commerce, le vendeur s'engage à reprendre au bout d'un mois la bête si elle réagit à la tuberculine. Le prix de vente est un peu plus élevé. Il serait désireux, avance-t-il, que semblable mesure fût préconisée en tous pays. On éviterait ainsi de livrer au commerce des viandes douteuses et peut-être entraverait-on la marche par trop rapide de la tuberculose. L'absorption des viandes malsaines par un sujet qui est un terrain de culture bacillaire à l'état de repos peut engendrer et développer les germes morbides. Ce serait, ainsi agissant, fermer une des portes trop nombreuses au bacille de Koch.

Les justes observations de M. Nocard recueillaient de la part de son nombreux auditoire les marques les plus vives de sympathie et d'assentiment.

La seconde question a trait à l'accroissement des villes. Elle peut se résumer ainsi :

Doit-on condenser les habitants dans les villes ou celles-ci doivent-elles s'étendre en surface?

Beaucoup d'orateurs ont pris la parole, l'exposé du thème était un sujet facile pour ceux qui s'occupent d'habitations à bon marché. Ce que l'on a conclu, et qui n'est qu'une variante du Congrès de Bruxelles, a été qu'il y avait lieu d'augmenter la surface d'une ville quand celle-ci possédait des moyens suffisants pour permettre aux habitants de gagner le centre ou de se rendre à leur travail. Il est certain que le refoulement des masses ne peut qu'intéresser la classe ouvrière seule. Si elle est logée en dehors de l'agglomération proprement dite, c'est qu'il y a des avantages matériels incontestables : diminution du loyer, salubrité plus grande des habitations occupées. En cela on doit imiter la ville de Paris qui, tous les matins, assure le transport régulier et complet des ouvriers habitant les communes suburbaines. (Docteur Luis Parody).

Troisième question : *De la possibilité d'assainissement des cimetières qui ont été englobés, par suite de l'extension des villes, au moyen d'agents chimiques ou physiques combinés au drainage du sol et à l'action de l'air atmosphérique.*

Les opinions les plus diverses ont été émises à ce propos. Il est bon de les citer. D'aucuns ont proposé de les transformer en places publiques. Certaines conditions doivent être remplies. La destruction des cadavres doit être complète et certaine. Elle ne peut avoir lieu que si le terrain n'est pas trop argileux, retenant facilement l'eau. Ce fait a été constaté pour certains lieux de repos des environs de Paris où, après un très grand laps de temps, les corps étaient exhumés intacts. D'autres voulaient fixer une limite maxima mais, en raison des considérations précédentes, cette idée ne put prévaloir.

Enfin, le résumé de la discussion ne put conduire à prendre des conclusions fermes. Le tout est subordonné à l'examen géologique du terrain, qui devra toujours être mis en avant lorsqu'une question de ce genre sera pendante. En attendant, les morts peuvent dormir leur sommeil tranquille. (Docteur Eurique Canizo, docteur Garcia, docteurs Viegas et Olivedo.)

Cette thèse, en effet, n'est pas nouvelle, et il nous revient à la mémoire que Chevreul, en 1846, avait traité des cimetières dans les Annales d'hygiène de l'époque. Il conseillait leur éloignement des villes et était très réservé pour ceux qui avaient été englobés dans leur enceinte. A plus d'un demi-siècle de distance on constate que la présence des champs mortuaires autour des églises est insalubre, mais on ne peut trouver de solution ferme pour les assainir. Citons, pour être complet, les orateurs qui ont pris part aux débats : MM. Smith, de Londres; docteur Bonmariage, docteur Putzeys, délégués belges, docteur Vallin, M. Masson, etc.

Quatrième question : *Quel est, dans l'état présent de l'hygiène, le taux de la mortalité qui puisse permettre de juger une ville comme insalubre ?*

D'après le docteur Smith et quelques médecins espagnols, une ville doit être considérée comme insalubre lorsque le taux des décès est de 20 pour 1,000 ou de 29 pour le même nombre d'habitants. Avec le premier chiffre et en nous reportant aux statistiques de 1892, la France entière devrait être dans ce cas, puisque son quotient moyen est de 22. Cette quantité fut considérée à juste titre comme trop faible par tous les délégués français présents. 29 est lui-même exagéré. Si la mortalité est supérieure aux naissances, la ville peut être déclarée insalubre. Nous faisons observer avec raison, croyons-nous, qu'il existe dans l'Oise une quantité considérable de bourgs ou villages qui ont des cités ouvrières capables de loger soit le cinquième, soit le quart ou même parfois la moitié de la population, et où les naissances sont inférieures aux décès. Les statistiques de dix années nous le prouvent surabondamment. (Docteurs Minguez et Vicente.)

Et cependant l'évacuation des produits usés, l'eau de meilleure qualité, une plus large aération, etc., sont réunies pour améliorer la situation des habitants. Quelques orateurs se rangent à cet avis et en dernière analyse on croit devoir conclure que la salubrité d'une ville dépend des maladies qui y règnent ou qui dominent : fièvre typhoïde, tuberculoses et fièvres éruptives. Une formule a même été donnée pour calculer ce taux.

Cinquième question : *Des champs d'irrigation au point de vue hygiénique.*

Si jamais texte a soulevé des débats contradictoires, c'est assurément celui-là. Le pour et le contre y ont été merveilleusement et magistralement exposés à la fois par tous les délégués, français, allemands, belges, espagnols. Et certes ce sont les deux premiers représentants qui ont eu le dessus. En vérité, quand on arrive dans une assemblée avec des documents comme ceux fournis par les champs d'épuration de Paris, Berlin, Spandau, Hambourg, Liège, Bruxelles, etc., les arguments contre, si valables qu'ils soient, ne trouvent plus qu'un crédit insignifiant. Aussi n'a-t-on pas hésité à reconnaître que ce moyen devait être employé toutes les fois que la nature du sol s'y prêtait. Il était dans les conditions actuelles de nos connaissances le meilleur à recommander. La partie adverse conseillait de faire les dépôts d'ordures et de déchets humains en dehors des villes et de les incinérer ensuite. Un délégué présente même, à titre de curiosité, un charbon d'aspect agréable obtenu par cette calcination et destiné à l'industrie. L'objection fut vite relevée en considérant la source de produits qu'on tirait l'agriculture comme engrais, et qu'il paraissait inutile de supprimer. (Docteur Luis Menendez Navo, docteur Hémol.)

Finalement, la victoire resta aux partisans des champs d'épuration en raison même des résultats analytiques si complets qu'ils apportèrent à l'appui de leur thèse. Personnellement nous avons déjà cité le fait des résidus de sucrerie donnant constamment lieu à des procès ou à des plaintes lorsqu'ils sont collectionnés dans des bassins de décantation et qui n'encourent aucun reproche lorsqu'on a recours à l'épandage. On sait en effet qu'ils renferment des produits éminemment putrescibles, tels que ammoniaques composées, dérivés organiques de toute espèce.

Sixième question : *Des filtres appliqués aux fontaines publiques.*

Il a été admis en principe que toutes les eaux destinées à l'alimentation devaient être aussi pures, aussi irréprochables que possible. Rien ne vaut une bonne source à l'abri de toute contamination, ayant un périmètre de protection suffisant. Si à cela on ajoute une canalisation convenable, on conçoit aisément que de tels liquides puissent être consommés sans aucune crainte. Aussi n'a-t-on pas eu beaucoup de peine à démontrer que les filtres, quelle qu'en soit la composition, n'étaient pas à l'abri des atteintes de la critique. Qu'ils soient faits de sable seul ou allié au charbon ou de toute autre substance, avec ou sans pression, ils laissent toujours passer des toxines et parfois même des microbes et des germes. La publication d'un grand nombre de résultats analytiques est venue confirmer cette avance de faits. En présence de l'évidence de ces assertions, on s'est demandé s'il était préférable de filtrer l'eau au réservoir, c'est-à-dire filtration centrale ou au fur et à mesure de sa distribution au robinet. Le pour et le contre ont trouvé pour les défendre des orateurs de talents. (Docteur Gabriel, docteur José Ubeda, etc.) La discussion close, la résolution suivante a recueilli la majorité des voix :

« La section estime qu'il y a lieu en général de filtrer toutes les eaux de surface, à moins qu'elles ne proviennent de régions inhabitées, exemptes de cultures et de marécages. »

Cette rédaction a été proposée par les délégués belges en raison même des faits spéciaux qu'ils ont constamment sous les yeux lorsqu'il s'agit d'étudier une région qu'on veut alimenter. La question géologique prime toutes les autres. Ils se rangent en cela à l'avis émis par M. Duclaux, membre de l'Institut.

Septième question : *L'arrosage des rues est-il préjudiciable ou non à l'hygiène des villes ?*

Lorsqu'on a vu Madrid, qu'on a failli être noyé par les bouches d'arrosage qui déversent sur la chaussée des torrents d'eau à toute heure du jour, on conçoit aisément qu'on doive se préoccuper de savoir si l'hygiène envisage cela d'un bon œil.

Peu d'orateurs ont pris la parole et la discussion a été vite close. On est tombé d'accord sur ce point qui ne paraissait laisser aucun doute : « L'arrosage des villes est une chose salutaire, à condition que la chaussée soit aussi peu perméable que possible et que le fonctionnement des égouts soit assuré d'une façon irréprochable. »

Ce que l'on doit surtout éviter c'est l'imprégnation du sol par toutes les souillures qui se trouvent sur la voie publique. Un pavage parfaitement joint est donc la condition indispensable.

Pour être complet, signalons les communications suivantes qui, en dehors des thèmes officiels, ont été écoutées avec le plus vif intérêt.

C'est d'abord : Souvenir de l'hygiène en Espagne en 1498, par le docteur Benito Hernando, étude historique très curieuse et très intéressante, aussi bien que la suivante : L'Hygiène des convalescents nécessiteux en Espagne au XVIe et XVIIe siècle, par les docteurs Angel de Lara et Cerzo.

Puis, de Buenos-Ayres, le docteur Diego envoie un mémoire sur l'Influence de la dessication du sol au point de vue de la salubrité de cette ville.

Une note sur l'Occupation hâtive des maisons signale les inconvénients connus d'habiter les demeures récemment construites.

Le docteur Branlio Albarellas nous intéresse en recherchant quels sont les agents extérieurs qui peuvent influencer la santé de l'individu. Ce sont l'air et la lumière. Que cet air soit sec ou humide, nous devons prendre des précautions pour en éviter tout dommage.

Quelques réformes hygiéniques dans les constructions à Madrid est une thèse soutenue par M. Jose-Maria Rodriguez Carballo, qui résume quelques points hygiéniques mais particuliers à cette ville. La nature du sol, les matériaux de construction qu'offrent les ressources du pays nécessitent des précautions dans leur emploi judicieux.

Une suite assez longue d'ouvrages modernes est citée par MM. Mazo, Avila, Viga, Albarellas et Carrera.

L'application de l'ozone à l'hygiène publique par le docteur Regnier est un sujet fort intéressant et traité avec une grande compétence. L'ozone doit être considéré comme de l'oxygène condensé et comme tel désinfecte deux fois plus là où celui-ci est employé. Il ne saurait réussir avec certains germes anaérobies, mais son influence sur la santé est évidente.

Le Casier sanitaire des habitations de Paris, tel est le texte de la communication faite par M. Félicien Paris. Cette intéressante question, présentée avec beaucoup de clarté et d'éloquence, est un modèle à suivre pour toutes les maisons des autres villes.

Cette fiche indique s'il existe dans l'immeuble une fosse étanche, un branchement sur l'égout, une canalisation d'eau potable, si des maladies épidémiques y ont régné et quelles ont été les mesures de désinfection employées. Le casier sanitaire n'est autre chose que le résumé des conditions hygiéniques de la maison avec son plan. Il ne saurait contrarier en rien la location puisqu'il n'est pas livré au futur locataire. C'est un simple renseignement concernant la municipalité, semblable à celui qui consiste à savoir le nombre de portes et de fenêtres. La connaissance sanitaire d'un immeuble ne saurait en aucun cas devenir une cause d'obligation pour exécuter certains travaux. Elle prépare et facilite la tâche de la commission des logements insalubres.

L'établissement d'une telle fiche a été peu onéreuse pour la ville de Paris, qui n'a dépensé que quelques milliers de francs.

Avec la pratique de la désinfection par le docteur A.-J. Martin, nous revenons avec plaisir à l'application de l'hygiène. La question par lui étudiée et présentée sous une forme claire et concise retient avec intérêt l'attention des auditeurs. Après avoir démontré l'utilité de la désinfection, le docteur Martin rentre dans le domaine pratique et c'est sur ce point que le sujet présente le plus d'intérêt. Sa communication a du reste rencontré les plus vives approbations.

En relatant l'histoire de l'hygiène des marins-pêcheurs, M. Cacheux n'a fait qu'obéir à un de ces sentiments qui l'honorent : améliorer le sort de l'ouvrier. Sa vie tout entière a été consacrée à cette tâche noble et généreuse. Il s'attache dans son discours à faire ressortir les conditions défectueuses de la vie de ces marins. Son but s'est déjà réalisé avec les habitations à bon marché du continent, il réussira encore avec ceux qui habitent les côtes et qui sont tout particulièrement dignes d'intérêt. Les résultats sont plus encourageants. M. Cacheux est trop modeste pour daigner accepter notre admiration et nos félicitations.

Le pavage en bois du docteur Polack est un sujet intéressant qui, grâce au charme de son auteur est écouté avec intérêt.

Tels sont les travaux qui ont été traités à la quatrième section. Leur variété, leur valeur personnelle, ont été cause que nous avons exclusivement consacré notre temps à prendre part aux séances qui y ont eu lieu.

Nous sommes persuadé que dans les autres sections la même ardeur s'est fait sentir et que les communications y ont été nombreuses et intéressantes, si nous en jugeons par les textes annoncés et l'écho des applaudissements qui nous est parvenu.

Au cours de la lecture d'un sujet en espagnol, nous avons profité de nos loisirs pour aller entendre la communication du docteur Vallin faite *ex-professo*, d'une façon claire et mathématique. Elle avait pour titre *la Désalpêtrisation des murailles*. Justement ému de l'humidité qui régnait continuellement dans certaines demeures, le docteur Vallin s'est demandé, d'accord avec d'autres hygiénistes, s'il n'y avait pas possibilité de profiter des théories microbiennes actuelles pour enrayer cette cause d'insalubrité. C'est aux microbes dénitrifiants qu'il faut s'adresser, renverser le système agricole pour obtenir un assèchement complet. Le sulfate de cuivre semblait tout indiqué et les expériences en cours viendront justifier la théorie. Le but de M. Vallin est nettement renfermé dans cette pensée : « Attirer l'attention sur une méthode qui paraît capable de rendre des services au point de vue de l'hygiène des habitations ; elle a pour but aussi de provoquer des observations et des critiques dont nous profiterons pour modifier et compléter nos expériences. »

Nous nous sommes permis, à la suite de cette intéressante communication, de rendre compte des expériences qui avaient donné des résultats certains.

Le moyen consiste à reprendre les murs en sous-œuvre, asseoir les fondations sur du béton ou une couche isolante, puis sortis du sol établir un nouveau lit fait de ciment et d'ardoise pilée d'une épaisseur de 5 à 10 centimètres. Dans ces conditions l'humidité peut atteindre cette couche mais ne la dépasse certainement jamais. Ce procédé, du reste, sera présenté au prochain congrès des architectes français. Il fait partie des réponses qu'on a demandé à ce corps savant sur la salubrité de la maison. En fait, la barrière opposée aux micro-organismes nitrifiants n'est pas un agent chimique mais un obstacle le plus souvent infranchissable.

Nous ne voudrions certes pas quitter ce terrain si agréable sans rendre hommage à quelques-uns des plus illustres savants qui ont communiqué leurs résultats à quelques sections du Congrès. La première classe, bactériologie, s'est surtout distinguée par les travaux de MM. Chantemesse, Behring, Lœffler, Nocard, etc. Le serum anti-typhique de M. Chantemesse a recueilli les justes applaudissements qu'il méritait. C'était le clou de la section. Les questions les plus diverses et les plus instructives se sont succédées sans interruption et partout le cercle des auditeurs était nombreux et attentif. La démographie et la statistique ont apporté leur précieux contingent à l'hygiène.

Dans une dernière pensée, répétons bien haut que la France était largement représentée dans ce concert de savants internationaux, qui tous rivalisaient de zèle. d'ardeur et de désintéressement pour lutter contre les atteintes de la maladie et préconiser les moyens prophyllactiques reconnus les plus efficaces.

Nous terminerons ce court résumé par la publication de la communication que nous avons faite dans notre section, en remerciant très sincèrement ceux qui ont bien voulu nous écouter et nous combler ensuite de leurs conseils et de leurs encouragements.

Rendons enfin cette justice à nos hôtes, c'est qu'ils se sont prodigués pour nous être agréables. Réceptions, promenades, dîners, soirées sont venus nous reposer de nos séances de la matinée. L'accueil le plus cordial et le plus hospitalier a été la note dominante du Congrès, et nous devons bien aux Espagnols ces remerciements, puisque nous ne pouvons leur rendre une visite de politesse.

Moyens pratiques d'améliorer les petits Logements

« Le home est l'école des vertus domestiques. »
Lord DISRAELI.

Les mauvais logements, a déclaré tout récemment M. le professeur Brouardel, sont plus funestes que les épidémies. Essayer de les améliorer, c'est tenter de résoudre un des problèmes importants de l'hygiène. Les seuls moyens proposés jusqu'alors n'avaient d'autre but que de créer pour les ouvriers des villes, aussi bien que pour ceux des campagnes, des habitations à bon marché, salubres et morales.

Mais à notre avis on ne s'est pas occupé de donner des conseils pratiques pour ceux qui laissent présentement à désirer. Il n'est pas donné à tout le monde d'avoir une petite place dans une maison commune et bien distribuée. Et c'est précisément à cette classe de travailleurs urbains ou ruraux que nous voulons nous adresser. N'est-elle pas la plus visitée par les épidémies. Cette étude découle des travaux que nous avons cherché à aborder pour notre département. Il en est résulté certaines lois qui paraissent s'appliquer à toutes les constructions. Ce sont ces préceptes que nous nous permettrons de soumettre aujourd'hui à l'appréciation des membres éminents de ce Congrès.

Nous ne retracerons pas ici le tableau des mauvais logements à la campagne et dans les villes. Des plumes plus autorisées que la mienne ont décrit avec un soin jaloux et une fidélité exemplaire la triste réalité que l'on découvre lorsqu'on fait une enquête soit personnelle, soit administrative Le serrement de cœur qui étreint fait immédiatement place à un sentiment de pitié et de générosité pour soulager ces misères et chercher à déraciner les vices qui sont la conséquence des sordides demeures. Au proverbe « Où est-on mieux que chez soi ? » l'ouvrier répond : « Au cabaret ». La question posée est une des armes sûres dans la lutte contre l'alcoolisme et la tuberculose. Bien que le sujet mérite d'être étudié au point de vue économique, nous ne l'aborderons qu'en tant qu'hygiène et moralité.

Nous examinerons successivement la maison elle-même et tout ce qui en dépend. Peut-être dans cet aperçu atteindrons-nous un instant l'idéal mais ce ne sera que pour mieux faire saisir le côté pratique de la question aussi bien que son rôle économique.

Abordant ensuite la législation actuelle, nous verrons si l'autorité est suffisamment armée pour faire respecter l'hygiène. Le dernier chapitre sera consacré à l'intérêt moral qui s'attache aux petites demeures ouvrières.

1° MAISON

L'habitation du petit cultivateur, du métayer, ne différant que par les annexes de celle de l'ouvrier, ce qui doit améliorer l'une devra également améliorer l'autre. Il n'y aura alors qu'à insister sur le logement et les soins des animaux. En principe, une maison de travailleur doit être à la fois *salubre, commode, économique.*

Rendre un logement *salubre* est une des premières conditions qu'un constructeur doit chercher à remplir. Car, lorsque le chef de famille tombe malade, la misère, avec son hideux cortège de souffrance, ne tarde pas à envahir le logis. La *commodité* doit y exister. C'est un des éléments qui contribuent le plus à la propreté dans un ménage. Lorsqu'une maison est bien distribuée et qu'elle est pourvue de dépendances nécessaires, bien situées, il en résulte une grande économie de temps pour la ménagère.

L'*économie* est l'élément le plus essentiel, le plus indispensable. Si le loyer est trop élevé, l'ouvrier, forcé de le payer, en sous-loue une partie. La construction remplissant d'abord les meilleures conditions hygiéniques devient insalubre par suite des effets de l'encombrement.

Tout en cherchant à réaliser des économies, il faut bien se garder de négliger la solidité dans les constructions. Rien n'est plus onéreux que les petites réparations lorsqu'on est obligé de les faire faire par l'intermédiaire d'un entrepreneur ou d'un architecte.

Le locataire doit savoir utiliser ses moments perdus à agrandir ou à réparer.

Nous pouvons considérer deux catégories de locataires : le célibataire et l'ouvrier marié.

Les célibataires peuvent être logés soit chez les patrons, soit dans les familles, soit encore dans des logements loués et construits spécialement à cet effet. Leur séjour dans les familles peut constituer une source de recettes pour le ménage, mais il est susceptible d'y produire des effets déplorables au point de vue moral.

Le logement d'un ouvrier marié doit se composer de deux ou trois pièces : d'une cuisine, de deux chambres et des dépendances nécessaires pour permettre à la famille de faire quelques provisions et d'entretenir des animaux domestiques.

A la campagne, l'ouvrier peut se contenter d'une seule pièce avec cloison et d'une salle à manger cuisine.

En Angleterre on trouve souvent des logements d'ouvriers composés de quatre pièces. Les Anglais tiennent beaucoup à la séparation des sexes.

Entrons dans les détails qui nous permettront de mieux apprécier ce qui manque.

Construction. — Le terrain sur lequel s'élèvera la demeure sera sain et sec ou susceptible d'être drainé, composé de matériaux imputrescibles. Il sera suffisam-

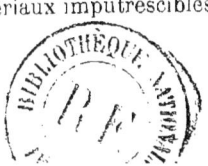

ment élevé et distant de tout voisinage malsain. Sa situation devra le mettre à l'abri des vents dominants. Si l'emplacement choisi est en bordure d'une rue, celle-ci devra être mise en état de viabilité, c'est-à-dire pourvue d'un égoût et munie de canalisation d'eau potable. Il est facile avec ces ressources de se débarrasser des eaux ménagères et des vidanges.

Il est inutile de desservir les habitations ouvrières par des rues aussi longues, aussi coûteuses que celles qui sont ordinairement classées par les villes. Lorsqu'on ne peut arriver à faire classer les rues par les communes, il vaut mieux les faire de quatre à cinq mètres de large et les brancher sur des artères principales. Les travaux de canalisation devront être faits avant le pavage.

Dans le canton de Vaud (Suisse) il est interdit de construire sur une zône du territoire des communes lorsque celle-là n'est pas desservie par des rues pourvues d'égoûts.

Il est important, dans la construction, d'éviter les communautés. Le logement doit autant que possible être isolé, individuel, surtout à la campagne où le terrain ne coûte pas cher.

On emploiera les matériaux du pays : la pierre tendre pour les encoignures et l'encadrement des baies, en évitant celle à extérieur vert, c'est-à-dire n'ayant pas perdu son eau de carrière, les moellons calcaires ou les briques faites avec les déblais ou avec du sable et du ciment, pour le remplissage. Pour atténuer l'humidité, si on le peut, établir une cave au-dessous de la totalité de l'habitation ; dans tous les cas mettre au niveau du terrain ou légèrement au-dessus une chape en ciment ou encore un bandeau de 0^m 20 en briques bien cuites hourdées au ciment. Si on ne peut faire de cave, le sol intérieur devra toujours être plus élevé que le sol extérieur. La hauteur d'une marche suffit. Lorsque le plancher doit reposer sur le sol naturel, il est bon de mettre une couche de béton avec mortier de ciment et chaux hydraulique. Cette couche peut être remplacée par une matière isolante, bitume, carton bitumé, ardoise écrasée, feuille de plomb, verre pilé, etc.

Avec un carrelage, qui est à la fois économique et hygiénique, mais dont les réparations sont coûteuses, on agirait directement sur le béton, bien pilonné et nivelé.

Dans les maisons où, actuellement, l'humidité se fait sentir, il faut reprendre en sous-œuvre les murs et faire des chaînes de briques cimentées après avoir toutefois établi deux couches isolantes (ardoises pilées), l'une avant les fondations, l'autre après que celles-ci sont sorties de terre.

La cuisine doit être carrelée et peinte à l'huile à cause des lavages fréquents qui sont indispensables pour maintenir la propreté.

Les fenêtres seront grandes et en nombre restreint plutôt que considérables et petites. On a autant de lumière et on paie moins d'impôts. La hauteur sous plafond atteindra au moins 2^m80.

L'entrée directe dans la maison est chose à supprimer. Il doit y avoir une sorte d'antichambre qui empêche la chaleur d'entrer ou de sortir trop brusquement. Cette pièce pourra encore servir de dépôt aux approvisionnements et aux outils, et l'hiver pour serrer du bois ou du charbon.

Les meilleures couvertures sont les tuiles ou les ardoises pour recueillir les eaux pluviales dont nous nous occuperons plus loin.

Les escaliers doivent être faits en marches incombustibles. Situés à l'intérieur et prenant naissance dans la cuisine, ils seront fermés de manière que les émanations du bas ne pénètrent pas dans les chambres à coucher, s'il en existe au premier. Mieux vaudrait alors les placer extérieurement. Ils donneraient en même temps accès au grenier.

Une bonne habitude consiste à couper en deux la porte donnant sur la rue.

Quelquefois le grenier sert de chambre à coucher, soit pour les enfants, soit pour les locataires. Il est donc nécessaire de ménager des mansardes de façon à ce que les dormeurs disposent d'un cube d'air suffisant.

Les détails intérieurs de la maison sont suffisamment connus pour être passés sous silence.

Chauffage. — Le chauffage des petits logements est un problème très intéressant à étudier. Les appareils destinés à chauffer et à cuire les aliments doivent être à la fois économiques et hygiéniques. C'est le poêle qui réalise une partie de ces conditions; malheureusement il est très insalubre et nécessite l'emploi de dispositions particulières pour ventiler les pièces où il est établi.

Quand la cuisine est distincte, il faut deux lumières et deux feux. En hiver, on place le poêle en fonte devant la cheminée de la salle à manger, la cuisine servant simplement de cabinet de débarras. L'été, l'appareil est démonté et on emploie le charbon de bois pour la cuisson des aliments.

Souvent même, dans la salle à manger existe un renfoncement où le fourneau est encastré. La chambre est ainsi chauffée et une lumière suffit.

Ventilation. — Il s'agit de faire disparaître les odeurs désagréables provenant de l'encombrement et quelquefois aussi des débris du travail. Aucun appareil n'est préférable à une bonne disposition des pièces permettant de renouveler l'air naturellement.

Eaux ménagères, égouts. — Lorsque la maison est en façade sur une rue munie d'un égout le problème est facile. Il suffit de faire communiquer l'évier avec l'égout par une canalisation en terre cuite ou en fonte. La traversée de la maison demande un soin particulier. Il ne faut pas qu'il y ait dans la conduite des fissures par où les gaz méphitiques et l'air contaminé puissent s'échapper. Les tuyaux d'adduction s'engorgent facilement. Mieux vaut faire un canniveau à l'air libre en prenant certaines précautions nécessaires. Pour le nettoyage on peut disposer dans la conduite une chaîne munie d'un boulet ou une longue tige de fer légèrement sinueuse. Il reste bien entendu qu'une grille à mailles serrées retiendra les corps les plus volumineux. De temps en temps un peu de lessive chaude fera disparaître la graisse qui s'accumule sur les parois.

Quand une maison est isolée, la difficulté d'évacuation des immondices est plus grande. On les reçoit tantôt dans la fosse à ordures, tantôt dans des puisards non étanches, situés dans le voisinage des puits destinés à l'alimentation. Leur corruption est en général assez rapide. Tous ces systèmes sont défectueux. Il est préférable de prendre un peu plus de peine et d'aller évacuer ces liquides dans un endroit éloigné de l'habitation et des sources, en contre-bas de celles-ci, en laissant un périmètre de protection égal à trente mètres environ, suivant la nature absorbante du terrain.

Vidanges. — Le système des fosses mobiles est souvent employé à la campagne, dans les maisons collectives, qui doivent avoir aussi des privés séparés pour chaque sexe. Il est bon de les désinfecter avec de la chaux, des cendres, de la terre sèche.

Le système Goux n'est du reste qu'une fosse fixe dont les parois sont tapissées de substances absorbantes. Elle peut être utilisée quelquefois.

La fosse fixe est condamnée par l'hygiène. Elle a l'inconvénient de placer à l'intérieur de la maison un foyer d'émanations délétères. Elles coûtent cher à installer et le locataire n'est pas obligé d'y jeter de l'eau. Quand elles ne sont pas étanches elles peuvent être dangereuses. Malgré ces inconvénients, il nous semble qu'à la campagne on pourrait les conserver en ayant soin de les établir loin de la demeure, bien cimentées, munies d'un tuyau d'aération et désinfectées souvent à l'aide de chaux, de sulfate de fer. Leur contenu est une richesse considérable pour l'agriculture. Elle devront être vidées aussi souvent qu'il sera nécessaire.

Dans certains cas, des latrines publiques bien installées rendront les plus grands services.

Eau. — C'est un des problèmes les plus difficiles à résoudre sur les plateaux. Cette question de l'eau potable est toujours de premier ordre. C'est avec peine que nous avons vu de pauvres gardes-barrières attendre impatiemment le passage du train pour se procurer celle qui était indispensable aux besoins de la vie. Il est nécessaire de fournir de l'eau pure aux travailleurs. C'est pour purifier ce liquide que les Anglais se servent comme boisson d'infusions de plantes plus ou moins aromatiques.

Nous allons passer en revue un certain nombre de systèmes pour se procurer de l'eau pure, en laissant à chaque municipalité le soin de choisir celui qui lui paraîtra le plus avantageux et le plus en rapport avec les ressources de la contrée.

Examinons ce qui peut se passer sur les plateaux. Lorsque les communes sont pauvres, elles peuvent se syndiquer et s'entendre avec un industriel qui fera les avances en échange de redevances minimes pour les habitants (Andeville, Laboissière). L'eau est alors prise à un puits souvent très profond et distribuée à certaines heures de la journée. La source doit être à l'abri de toute contamination par les vidanges, le purin, les eaux ménagères, et pour cela on maçonnera jusqu'à une certaine profondeur. Elle servira à l'alimentation.

De plus on recueillera ce qui tombe du ciel, soit à l'aide de gouttières, soit au moyen de caniveaux cimentés établis sur le sol, parallèlement à l'extrémité du toit, et aboutissant à une citerne qui peut se trouver dans la cave. Ce réservoir sera précédé d'un citerneau dans lequel la décantation peut se faire. Après filtration à travers une couche de sable et de charbon, de tels liquides pourraient à la rigueur servir de boissons. Il est préférable de les réserver pour les usages domestiques

Ainsi donc l'homme peut user de deux sortes d'eau : celle des puits pour l'alimentation et celle des égouts pour laver la maison, le linge, etc.

Tous les puits publics, ou au moins un par commune, devraient être cimentés et approfondis jusqu'à une nappe souterraine pure, saine, et d'autant plus abondante qu'elle serait prise dans un souterrain à niveau constant.

Voyons ce qu'il conviendrait de faire pour les bestiaux.

L'eau de mare est malsaine. On peut la remplacer par une source artificielle. A cet effet on choisit, au fond d'une déclivité, une surface de terrain d'une centaine de mètres carrés. On la dispose en plan incliné, on la rend imperméable, puis on l'entoure sur trois côté d'un mur. Celui qui suit la ligne la plus basse a une surface rectangulaire, les deux autres, qui forment avec lui des angles droits, ont une coupe triangulaire. La surface des trois murs étant horizontale on obtient un emplacement qu'on comble avec des matériaux poreux. On recouvre ceux-ci de terre et on plante des végétaux aquatiques. La fontaine est faite, il n'y a plus qu'à diriger l'eau qui tombe sur les deux versants et la faire couler après filtration à l'aide d'un tuyau convenablement placé.

Enfin, il serait bon d'encourager les municipalités à favoriser l'extension et la création de mares publiques entourées de murs de soutènement en briques, destinées seulement à recevoir les eaux pluviales et non le purin. Le nettoyage devrait être obligatoire lorsque le cube de vase atteindrait le tiers du volume du liquide. Le lessivage du linge devrait y être formellement interdit.

Dans les vallées, il est plus facile de se procurer de l'eau.

On peut forer des puits artésiens (Villers-Saint-Barthélemy, Saint-Paul) distribuer l'eau au moyen de béliers hydrauliques ou encore utiliser des moteurs à pétrole.

Annexes; dépendances. — Dans les logements ouvriers, il convient d'adjoindre quelques bâtiments légers, non accolés à la maison, pour y loger les animaux domestiques : lapins, chèvres, poules. S'il est possible d'avoir un jardin, c'est dans celui-ci que s'élèveront ces petites constructions.

Chez le petit cultivateur, les annexes sont plus importantes et méritent un examen spécial. Pour les améliorer il conviendrait d'éloigner de la demeure les animaux les plus tapageurs ou ceux qui réclament des soins prévus.

Si une étable ou une écurie est jointe à l'habitation il n'y aura pas de communication entre elles, du moins directement. Il pourra, mais seulement dans le cas d'absolue nécessité, en être établi indirectement, en laissant une place intermédiaire : arrière-cuisine, bûcher, etc.

Les étables et les écuries devraient être plus vastes, mieux aérées, cimentées pour conduire, ainsi que dans la grande culture, les liquides dans des fosses à purin. La litière devrait être changée tous les jours et éloignée des habitations plutôt que de trôner au milieu de la cour en laissant le trop plein s'écouler vers la rue.

En agissant ainsi la cour serait mieux tenue, balayée plus souvent, les ustensiles et instruments aratoires mieux rangés.

Quant aux valets, tout en les faisant coucher à proximité des animaux, ils devraient être dans une pièce séparée pour les soustraire aux miasmes et aux mauvaises odeurs.

On peut entretenir tous les bois des bâtiments d'exploitation en se procurant du carbonyle, substance peu coûteuse et facile à employer. Le bois ainsi traité acquiert une plus grande dureté qui le rend inattaquable par les insectes. Il n'a aucun des inconvénients du goudron et est préférable même à la peinture à l'huile.

Dispositions communes. — Le lessivage du linge doit se faire en dehors de la maison. Le séchoir se réduira à quelques fils de fer galvanisés placés dans la cour et non à l'intérieur. En hiver, le grenier sera avantageusement utilisé.

Pour éviter le bris du carrelage de la cuisine, il sera utile de disposer une pierre, une culée ou une souche dans la cour, de façon à permettre au locataire de fendre son bois.

Clôtures. — Les meilleures sont les murs. Elles sont préférables aux haies qui amènent toujours des chicanes entre voisins.

Ce que nous venons d'exposer nécessite naturellement une certaine dépense, qui n'est pas toujours en rapport avec le salaire de l'ouvrier. Mais rien ne l'oblige à faire tout à la fois. Le bien du reste est l'œuvre du temps. Le propriétaire peut y contribuer pour sa part.

Lorsqu'on livre à un locataire une maison construite ou améliorée dans ce sens il ne reste plus qu'à l'engager à prendre des précautions minutieuses, à apporter une propreté excessive. Il faut d'ailleurs se le rappeler, dans les habitations pauvres, le plus grand obstacle à l'hygiène ce sont les habitants eux-mêmes. Une des raisons de cette négligence se trouve peut-être dans le fait qu'il n'est que locataire.

Doit-il être propriétaire ou occupant?

Nous n'hésitons pas à répondre. L'ouvrier rural, quel qu'il soit, doit être propriétaire de sa maison. Le fait existe dans l'Oise, et c'est peut-être la raison pour laquelle il y a autant de petits logements. Tout y contribue. La pensée de famille d'abord l'exige, le respect de la propriété le réclame, enfin c'est une bonne façon de pratiquer l'épargne. Il aimera sa maison comme il aime son champ. Devenu propriétaire, l'ouvrier éprouve un sentiment tout spécial, un attachement pour cette demeure dont il est à présent le maître, assurant ainsi un patrimoine à ses enfants. Resté locataire, sa vie se passera à payer son loyer. Il ne songera même pas aux réparations urgentes.

Pour réaliser des économies il peut construire ou réparer sans le secours d'un entrepreneur, une maison qu'il a achetée à vil prix. Pour l'encourager dans cette voie de possession, certaines communes devraient acquérir les terrains sur lesquels s'élevaient autrefois des maisons, tombées maintenant en ruines, et les concéder, moyennant une redevance annuelle, à des ouvriers ruraux en les obligeant à édifier dans un délai déterminé.

Il en serait de même pour les propriétaires de grandes cultures. On fixerait l'ouvrier au sol en évitant l'immigration vers les centres et l'émigration de l'étranger. Le fermier pourrait compter sur ces bras qu'il aurait obligés. Un bienfait n'est jamais perdu, quoiqu'on en dise.

2° Législation

Après avoir dit ce qu'il conviendrait de faire pour améliorer les petits logements, examinons si, en France, le législateur a suffisamment armé les maires, les préfets, les citoyens en fait d'hygiène.

Dans nos arrêtés de tribunaux, nos ordonnances d'administration départementale, urbaine, campagnarde, tout est prévu. Ce qui a pu être omis se trouve inclus dans le projet de loi sur la protection de la santé publique que nous examinerons avec d'autant plus d'intérêt qu'on se hâte lentement de la voter.

Puis nous commenterons tout ce qui touche à la petite propriété.

Il ne faut pas croire qu'en France on ait négligé de légiférer sur les matières qui se rapportent à l'hygiène. Dans notre arsenal législatif nous possédons de bonnes armes que nous avons laissé rouiller faute de nous en servir. Témoin ce qui concerne les maires en matière de salubrité des habitations.

En effet, leurs pouvoirs s'appuient sur les lois du 14 décembre 1789 (art. 50) et du 16-24 août 1790 (titre XI, art. 3) dont les dispositions ont été reproduites, avec quelqus légères modifications, dans les articles 91, 94 et 97 de la loi du 5 avril 1884, actuellement en vigueur. Il est inutile de les rappeler.

Ces pouvoirs varient suivant qu'il s'agit de maisons à construire ou de maisons existantes; et pour ces dernières faut-il encore distinguer entre les dépendances et l'intérieur même de l'habitation.

Les pouvoirs de l'autorité municipale sont plus considérables pour les maisons à bâtir que pour celles qui sont déjà édifiées. L'action de l'administration est également plus étendue pour les dépendances que pour l'extérieur, c'est-à-dire pour les parties de la propriété qui servent à l'usage commun des locataires, savoir : cours, voies privées, cabinet d'aisances, communs, etc.

Quant à l'intérieur même de l'habitation, au domicile privé du citoyen, les influences des maires sont en général plus restreintes, et ces magistrats ne peuvent agir efficacement qu'avec l'aide de la Commission des logements insalubres et dans des conditions particulières déterminées par une loi spéciale (Loi du 13 avril 1850).

L'autorité des maires agissant directement s'exerce au moyen d'arrêtés réglementaires qui sont permanents ou temporaires, généraux ou individuels.

Les infractions aux règlements de police, dénommées aussi contraventions, sont passibles de peines. Ce qui concerne la construction, la hauteur, le mode d'édification, la salubrité intérieure est soumis à des lois qu'il faut savoir faire respecter. Il en est de même des cabinets, fosses d'aisances, eaux vannes, eaux ménagères, puisards, écoulement du purin sur la voie publique. Le Préfet, en pareil cas, prend les arrêtés que les maires négligent de faire exécuter dans la crainte de perdre leur mandat.

Les établissements insalubres sont suffisamment réglementés pour ne pas nuire au voisinage, les droits des tiers sont toujours sauvegardés.

Telle est, résumée, la situation actuelle de notre législation. Elle a des lacunes regrettables que le nouveau projet de loi, dont nous allons donner une analyse succincte, avait cherché à combler.

Des considérants bien étudiés nous extrayons les passages fort instructifs qui se rapportent à l'habitation et que nous tenons à reproduire.

Visant les mauvais logements nous y trouvons :

« Il est constant que, dans certains milieux urbains, le logement petit et malsain contribue à faire dégénérer la race. »

En parlant de la responsabilité des communes : « Si le législateur n'a pas à s'inquiéter de la façon dont les individus recherchent le travail et le bien-être, il peut du moins, il doit même faire en sorte que les communes assurent à ces individus la sécurité de l'existence comme on leur assure la jouissance de leurs droits et les profits de leur travail. »

Or, les services d'hygiène qui ont pu être suffisants pour une population qui reste stationnaire, sont devenus, dans certaines conditions d'accroissement insolite, parfois double ou triple, absolument insuffisants.

Tenant compte de la mortalité, nous lisons : « La mortalité varie en sens inverse des travaux d'assainissement exécutés. » Les preuves ne manquent pas à l'appui de cette vérité.

Puis, plus loin : « L'amélioration de l'habitation...... doit être d'autant plus recherchée que c'est chez les plus humbles, les plus faibles, chez ceux qui n'ont pas toute liberté de choisir le milieu et les conditions de leur existence, que les inconvénients sont les plus graves, les plus dangereux pour l'avenir de la nation. »

« Dans la commune de moindre importance, dans le petit village, l'initiative du maire sera parfois insuffisante et quoiqu'il détienne de la loi municipale les droits principaux en matière de salubrité il restera souvent désarmé. »

Voici maintenant quel est le projet de loi: Nous le ferons suivre de quelques considérations qui le compléteraient parfois avantageusement.

Les communes seraient obligées de faire les travaux d'assainissement nécessaires soit avec leurs seules ressources, soit avec le concours du département ou de l'Etat. Quelquefois il s'agira de supprimer un marécage, de changer un abreuvoir, de combler une mare, etc.

L'article premier a trait à l'eau potable.

Il est incontestable que l'une des premières nécessités pour réunir des conditions hygiéniques satisfaisantes, c'est d'avoir en abondance de l'eau de bonne qualité. C'est, en effet, le véhicule naturel qui doit enlever loin de l'habitation, loin de la ville, les détritus, les résidus de la vie humaine.

L'armée la réclame, mais l'armée des travailleurs y a les mêmes droits. Elle est complètement unie avec la première, elle a d'ailleurs les mêmes besoins.

La propreté des quartiers populeux en est la conséquence forcée.

L'article deux se rapporte au captage des sources et à leur périmètre de protection.

L'article trois rend obligatoire les travaux d'assainissement pour les immeubles. Il concerne également les fosses, les fumiers S'il est pour la salubrité une nécessité de premier ordre, c'est évidemment d'assurer la disparition provisoire ou définitive de tous les déchets de la vie, sans exception. La loi belge est formelle à cet égard.

Les desiderata que nous voudrions voir introduire sont contenues dans les remarques qui suivent.

Supposons une maison construite hygiéniquement et habitée par un locataire qui ne tient pas ses engagements. Notre législation actuelle nous permet à grands frais de l'expulser. Sous ce rapport, la loi belge peut être invoquée à cause de son contenu simple et facile à mettre en pratique. Le congé étant considéré comme la manifestation de la volonté de l'une des parties de faire cesser le bail, peut se donner verbalement ou par simple lettre. La preuve en est alors difficile. On peut aussi recourir à l'exploit d'huissier. Mais le texte le plus explicite est le suivant : « Le bail prend fin lorsque l'une des parties ne remplit pas ses engagements ou obligations. » La procédure est simple; elle supprime les frais d'instance judiciaire qui sont toujours très élevés. En ce qui concerne la transmission de la petite propriété, les lois devraient être modifiées. On ne pourrait payer les droits d'enregistrement afférents à la vente qu'au moment de signer la quittance définitive du prix d'acquisition.

Il faut encore mettre le foyer domestique à l'abri de l'atteinte des créanciers. Nos lois assurent au débiteur insolvable la conservation des choses indispensables à l'existence, à l'exception du toit qui l'abrite. N'est-ce pas une ironie que de lui laisser son coucher, ses outils, mais non son abri. Le législateur aurait bien pu avoir plus de pitié.

En ce qui concerne la voirie et pour faciliter la création de cités ouvrières, les communes devraient classer les voies privées en mettant à la disposition des constructeurs des terrains à bon marché. La plupart des règlements municipaux seraient forcément remaniés,

Enfin, les impôts devraient être répartis de façon à ce que le petit locataire n'ait pas à payer proportionnellement plus que l'habitant d'un bel appartement.

Pour mémoire nous répéterons, avec beaucoup d'autres, qu'il faut supprimer la taxe qui pèse sur les portes et fenêtres. L'hygiène, en recommandant le jour et la lumière, ne se doutait pas que chacun dût payer proportionnellement au cube dont il voulait disposer.

3° MORAL

L'insalubrité morale est un autre résultat de l'encombrement et, par suite la cause première de cette dépravation qui conduit tant de malheureux au crime.

Reprenons, pour examiner ce point de vue, le même plan que nous avons suivi précédemment lorsque nous avons formulé notre appréciation au sujet de l'hygiène.

Les maisons, avons-nous dit, doivent être édifiées de façon à ce que chaque sexe ait son appartement distinct. Les propriétaires ou locataires de petits logements ont la charge d'y veiller d'une façon absolue. Si le logis ne comporte pas un nombre suffisant de pièces, le père couchera avec les garçons, la mère avec les filles. Si enfin une seule chambre sert à les abriter, on peut toujours établir deux lits qu'on séparera par un velum, un rideau ou une cloison mobile. Cela est facile même dans les habitations troglodytes. Étant d'un enlèvement facile, cette séparation permet dans le jour d'avoir plus d'air et de lumière. C'est en agissant avec réserves et convenances que les parents inspireront à leurs enfants des sentiments moraux de premier ordre dont les autres ne seront que la conséquence.

Du reste la moralité des enfants dépend de celle des parents. Ces derniers doivent leur enseigner de bonne heure ce que l'on entend par esprit de famille, leur montrer que c'est le respect du nom que l'on porte, aussi bien que le souci d'accroître sa réputation. C'est une sympathie réciproque qui pousse les parents à s'entr'aider les uns les autres en toutes circonstances.

Cette mutuelle assistance dans le travail doit s'étendre à la campagne. Les petits cultivateurs devraient bien s'unir pour acheter ou louer en commun des instruments agricoles. Le morcellement de la propriété n'est pas un obstacle sérieux. En travaillant dans ces conditions, c'est à peine si chacun perdrait une gerbe. Cette solidarité conduirait au contentement de soi-même qui n'est qu'un reflet de la satisfaction générale. « Le bonheur de l'individu, a dit Stuart Mill, se trouve associé à l'intérêt général. »

De là à donner aux siens ces vertus domestiques qui complètent et assurent l'indépendance morale et matérielle, savoir : la propreté, le bien, l'ordre, l'économie et l'épargne, il n'y a qu'un pas.

Ce sont évidemment des qualités que les mères doivent faire naître chez leurs filles, dont l'éducation leur appartient. Si dans certains cas elles ne peuvent que jeter la première ébauche, pourquoi le début de ces leçons ne se ferait-il pas à l'école aussi bien que la couture, la tapisserie, etc.

Quant aux garçons, l'enseignement primaire devrait se compléter par des notions essentielles de l'architecture domestique et rurale. Ils pourraient ainsi, devenus hommes, faire les réparations les plus urgentes et l'économie s'en ressentirait utilement.

Bien que certaines de ces qualités soient naturelles, encore est-il bon de les encourager.

Sous le rapport de l'ordre et de la propreté, que voyons-nous ?

Dans les fermes, dans les grandes exploitations on décerne des prix spéciaux. Cette mesure devrait s'étendre aux logements d'ouvriers ruraux. Grands et petits les hommes se sentent stimulés par l'appât d'une récompense. Tout est matière à émulation, à rivalité dans ce tournoi pacifique. Déjà quelques philantropes l'ont compris et une commission est chargée de visiter les nouvelles maisons de la cité beauvaisine et d'attribuer des récompenses à ceux dont la demeure sera jugée la plus proprement tenue. Cette gratification doit porter sur le loyer et non être remise en espèces. Elle sera mieux appréciée.

Les visites sont faites à des époques inconnues des locataires. On les surprend. Si, en fait, les gens sont propres, ils doivent l'être toujours et non une fois par hasard. Le jugement porte sur l'ensemble des visites.

Si nous nous reportons à la loi du 30 novembre 1894, nous voyons que le législateur avait prévu les prix d'ordre et de propreté. Avec les quelques notions complémentaires que nous souhaitons voir introduire personne ne pourrait arguer de son ignorance.

Jetons un regard sur ceux dont la famille est nombreuse. A côté de ces prix qui seraient parfois difficiles à obtenir, nous solliciterions l'œuvre des loyers. La plus lourde charge du travailleur est assurément d'acquitter cette dette. En l'avantageant on l'engage du même coup à avoir pour lui et les siens le cube d'air nécessaire, indispensable. C'est le meilleur de tous les antiseptiques, celui dont il a le plus besoin et qui doit être dispensé le plus largement possible.

Notre ouvrier, devenu propriétaire, n'aura rien à envier aux riches pour le moment.

Il faut aussi espérer, pour plus tard, que si les fonds qu'il a déposés à la Caisse d'épargne ont été utilisés pour lui construire des habitations saines, il pourra aussi se reposer un jour grâce aux caisses de prévoyance et de retraites ouvrières. Leur institution est le complément indispensable de ce qu'a voulu le législateur.

Etre bien logé, chez soi, assuré de goûter tranquillement le repos auquel donne droit une vie entière consasacrée au travail; tel doit être l'objectif du travailleur et de ceux qui s'intéressent à la classe ouvrière.

La vie du reste n'a que deux excuses : le travail et le bien.

CONCLUSIONS

En résumé, les améliorations qu'on peut apporter aux petits logements ouvriers ou agricoles peuvent être ainsi formulées :

1° Suppression de l'entrée directe de la rue dans les pièces. Etablissement d'un couloir, d'un tambour ou d'un vestibule ;

2° Contre l'humidité, reprendre les murs en sous-œuvre et faire des chaînes de briques bien cuites, jointes au Portland, et reposant sur une couche isolante (ardoises pilées) qu'on répétera lorsque les fondations seront sorties de terre ;

3° Carreler la cuisine et la peindre à l'huile ;

4° Les escaliers intérieurs devront être fermés pour éviter le transport des émanations de la cuisine à l'étage supérieur et aussi une déperdition de chaleur en hiver ;

5° Placer en hiver le poêle dans la salle à manger, la cuisine servant de débarras. Tout le rez-de-chaussée se trouve ainsi chauffé ;

6° Recueillir les eaux ménagères dans un seau et les répandre loin des sources, les ordures dans un récipient que l'on videra sur la fosse à fumier étanche, située loin de l'habitation, ou qu'on brûlera en cas de maladies contagieuses ;

7° Pour les vidanges, employer les fosses mobiles désinfectées avec des cendres ou du charbon ;

8° *a*) Sur les plateaux, se servir de deux sortes d'eaux : l'eau de pluie pour les usages domestiques, celle des sources pour l'alimentation.

Recreuser les puits jusqu'à une nappe constante et de bonne qualité, les cimenter jusqu'à une certaine profondeur. La distribution peut se faire soit avec le concours des usiniers, soit par des moteurs.

En cas d'absolue nécessité créer des sources artificielles.

Pour l'alimentation des bestiaux seuls, établir des

mares entourées de murs et d'arbres à haute venue. Les nettoyer lorsque la vase aura atteint le tiers ou la moitié de la profondeur. Y interdire formellement le lavage du linge.

b) Dans les vallées, amener l'eau par des béliers hydrauliques ou les pentes naturelles dans une canalisation convenable ou encore forer des puits artésiens.

Eviter de puiser dans le voisinage d'un lavoir ou d'un abreuvoir;

9° Eloigner les animaux de la demeure. Faire coucher les valets à proximité des bestiaux mais dans un endroit distinct. Les étables, écuries devront être plus vastes, mieux aérées, cimentées. Les produits liquides seront évacués à la fosse étanche. Changer souvent la litière;

10° Entretenir tous les bois des bâtiments d'exploitation avec du carbonyle;

11° Lessiver et sécher en dehors de la maison;

12° Eviter de conserver les débris du travail, d'accoler les lapinières, poulaillers aux murs de la maison;

13° Propreté partout et toujours;

14° Faire usage des lois, décrets concernant l'hygiène en les complétant;

15° Pour la location, faire cesser le bail quand l'une des parties ne remplit pas ses engagements;

16° Ne payer les droits de transmission de la petite propriété qu'au moment de donner quittance;

17° En cas d'insolvabilité du locataire lui conserver son abri, au moins temporairement;

18° Faire classer par les communes les voies privées;

19° Répartition plus équitable de l'impôt;

20° Suppression de la taxe sur les portes et fenêtres;

21° Décerner des prix d'ordre et de propreté;

22° Solliciter l'Œuvre des loyers pour les familles nombreuses;

23° Créer des caisses de prévoyance et de retraites ouvrières;

24° Les maisons ouvrières des cités ne devront jamais servir de débit de boissons.

G. BAUDRAN.

IMPRIMERIE CENTRALE ADMINISTRATIVE DE BEAUVAIS

www.ingramcontent.com/pod-product-compliance
Lightning Source LLC
Chambersburg PA
CBHW060459050426
42451CB00009B/730